Sobre as NCCN Guidelines for Patients®

NCCN National Comprehensive Cancer Network®

AF877976

Você sabia que os principais centros de oncologia nos Estados Unidos trabalham em conjunto para melhorar o tratamento oncológico? Essa aliança dos principais centros de oncologia é chamada de National Comprehensive Cancer Network® (NCCN®).

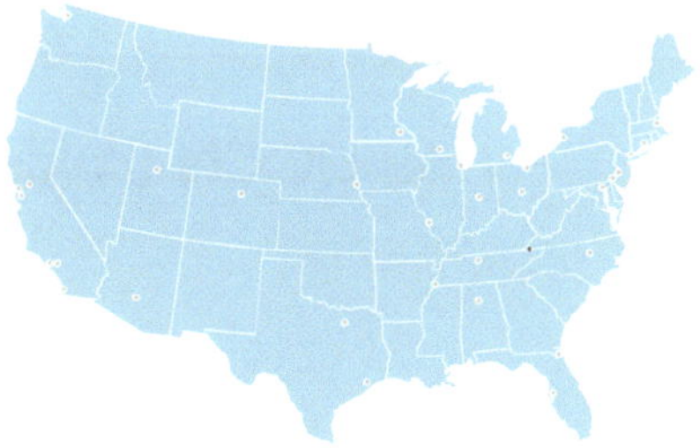

O tratamento oncológico está em contínua mudança. A NCCN desenvolve recomendações para o tratamento oncológico baseadas em evidências para profissionais de saúde em todo o mundo. Essas recomendações atualizadas com frequência estão disponíveis nas NCCN Clinical Practice Guidelines in Oncology (NCCN Guidelines®). As NCCN Guidelines for Patients explicam claramente as recomendações de especialistas para pessoas com câncer e para cuidadores.

Essas NCCN Guidelines for Patients se baseiam nas NCCN Clinical Practice Guidelines in Oncology (NCCN Guidelines®) para Rastreamento e diagnóstico de câncer de mama Versão 2.2025 – 28 de março de 2025.

Saiba como são desenvolvidas as NCCN Guidelines for Patients
NCCN.org/patient-guidelines-process

Consulte as NCCN Guidelines for Patients gratuitamente on-line
NCCN.org/patientguidelines

Encontre um centro de oncologia da NCCN perto de você
NCCN.org/cancercenters

Conecte-se conosco

Apoiadores

As NCCN Guidelines for Patients têm o apoio e o financiamento da NCCN Foundation®

A NCCN adapta, atualiza e organiza as NCCN Guidelines for Patients de forma independente. Nossos apoiadores corporativos não participam do desenvolvimento das NCCN Guidelines for Patients e não são responsáveis pelo conteúdo e pelas recomendações nelas contidas.

Para fazer uma doação ou saber mais, acesse on-line ou envie um e-mail

NCCNFoundation.org/Donate

PatientGuidelines@NCCN.org

Sumário

A NCCN Foundation busca apoiar os milhões de pacientes e suas famílias afetados por um diagnóstico de câncer pelo financiamento e distribuição das NCCN Guidelines for Patients. A NCCN Foundation também está comprometida com o avanço do tratamento do câncer por meio do financiamento de médicos promissores do país no centro de inovação em pesquisa sobre o câncer. Para obter mais informações e acessar a biblioteca completa de recursos para o paciente e cuidadores, acesse NCCN.org/patients.

National Comprehensive Cancer Network (NCCN) e NCCN Foundation
3025 Chemical Road, Suite 100, Plymouth Meeting, PA 19462 USA

1

Sobre o rastreamento de câncer de mama

O câncer de mama começa nas células da mama. O rastreamento de câncer de mama e exames de mama periódicos ajudam a detectar o câncer de mama em seus estágios iniciais mais tratáveis.

Quais são as partes da mama?

A mama é uma glândula no tórax. A mama é composta de dutos mamários, gordura, nervos, vasos linfáticos e sanguíneos, ligamentos e outros tecidos conjuntivos. Atrás da mama estão os músculos peitorais (tórax) e as costelas. Os músculos e os ligamentos ajudam a manter a mama no lugar.

O tecido da mama contém glândulas que podem produzir leite. Essas glândulas mamárias são chamadas de lóbulos. Os lóbulos parecem pequenos cachos de uvas. Tubos pequenos chamados dutos conectam os lóbulos ao mamilo para transportar o leite da mama. Uma unidade lobular terminal (UDLT) é um lóbulo conectado à extremidade de um pequeno duto mamário.

Por que o rastreamento de câncer de mama é importante?

O rastreamento de câncer de mama busca detectar câncer de mama precocemente. Os resultados do tratamento do câncer de mama detectado precocemente costumam ser melhores, reduzindo o risco de óbito por câncer de mama. Este livro tratará das recomendações de rastreamento para pessoas designadas como do sexo feminino ao nascer. Também abordará as opções de rastreamento e exames para grávidas ou lactantes (que estão amamentando) e pessoas com dor na mama, secreção no mamilo, mudanças na pele, nódulos ou outros sintomas que exigem exames adicionais.

A mama

A mama é um órgão glandular composto de dutos mamários, gordura, nervos, vasos sanguíneos e linfáticos, ligamentos e outros tecidos conjuntivos.

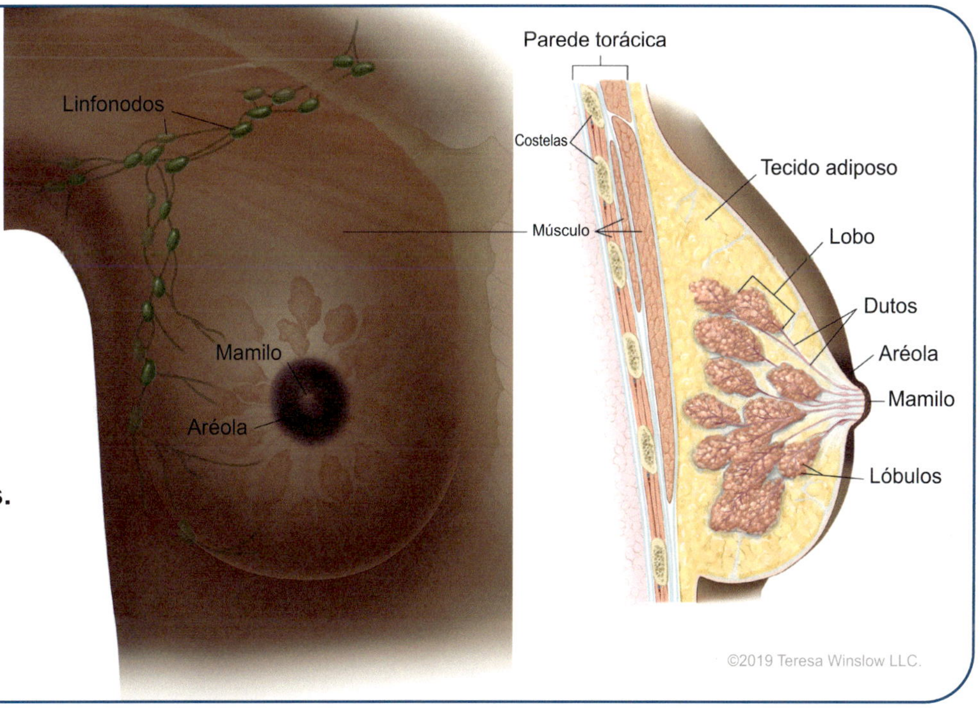

Pessoas designadas como do sexo masculino ao nascer

Qualquer pessoa pode desenvolver câncer de mama, incluindo pessoas designadas como do sexo masculino ao nascer. Embora haja algumas diferenças entre cânceres de mama em pessoas designadas como do sexo masculino e pessoas designadas como do sexo feminino ao nascer, o tratamento é semelhante para todos os gêneros.

Pessoas designadas como do sexo masculino ao nascer não passam por rastreamento por mamografia periodicamente. Entretanto, se você sentir um nódulo, tiver dor na mama ou uma mudança no tamanho ou na forma de uma mama, consulte seu profissional de saúde e leia sobre os exames recomendados no *capítulo 5: O que fazer quando você tiver sintomas.*

Pessoas transgênero

Pessoas transgênero devem consultar seu médico de atenção primária para determinar quando e se o rastreamento é apropriado. Entretanto, se você sentir um nódulo, tiver dor na mama ou uma mudança no tamanho ou na forma de uma mama, consulte seu profissional de saúde e leia sobre os exames recomendados no *capítulo 5: O que fazer quando você tiver sintomas.*

Onde começa o câncer de mama?

A maioria dos cânceres de mama começa nas células que compõe o revestimento (células epiteliais) nas unidades lobulares dos dutos terminais (UDLTs) da mama.

Os tipos mais comuns de câncer de mama são carcinoma ductal e lobular.

- O **carcinoma ductal** começa nas células que revestem os dutos mamários. O carcinoma ductal é o tipo mais comum de câncer de mama.
- O **carcinoma lobular** começa nos lóbulos (glândulas mamárias) da mama.

O que o livro contém?

Este capítulo apresenta uma visão geral resumida da importância do rastreamento de câncer. Outros capítulos no livro explicam:

- Tipos de exames de imagem da mama e como os médicos categorizam os achados desses exames de imagem.
- Como é calculado o risco e quando começar o rastreamento de câncer de mama para pessoas com risco médio e aumentado.
- Por que é importante continuar o rastreamento de câncer de mama durante e após a gestação e quando você pode precisar de mais exames.
- Quando consultar um profissional de saúde ou fazer mais exames.

O que você pode fazer para receber o melhor tratamento?

Defenda-se! Você tem um papel importante a exercer no seu tratamento. Na verdade, é mais provável que você receba o tratamento que gostaria ao fazer perguntas e tomar decisões compartilhadas com a equipe de tratamento.

As NCCN Guidelines for Patients ajudarão você a entender o tratamento oncológico. Compreendendo melhor, você estará mais preparado para conversar sobre o seu tratamento com a equipe e expressar suas dúvidas. Muitas pessoas se sentem mais satisfeitas quando desempenham um papel ativo no tratamento.

Você pode não saber o que perguntar à equipe de tratamento. Isso é comum. Cada capítulo deste livro termina com uma seção importante chamada *Perguntas para fazer.* Essas sugestões de perguntas ajudarão você a obter mais informações sobre todos os aspectos do seu tratamento.

Dê o próximo passo e continue lendo para saber qual é o melhor tratamento para você!

Por que você deveria ler este livro

Pode ser exaustivo tomar decisões sobre o tratamento oncológico. Sob pressão, você pode precisar tomar decisões difíceis sobre escolhas complexas.

Pacientes e médicos confiam nas NCCN Guidelines for Patients. Elas explicam com clareza as atuais recomendações de tratamento feitas por especialistas respeitados na área. As recomendações se baseiam nas pesquisas e nas práticas mais recentes nos mais importantes centros de oncologia.

O tratamento oncológico não é o mesmo para todos. Ao seguir recomendações de especialistas para a sua situação, você tem mais chances de aprimorar o seu tratamento e, como consequência, ter melhores resultados. Use este livro como um guia para encontrar as informações de que precisa para tomar decisões importantes.

2

Rastreamento e exames complementares

Este capítulo apresenta uma visão geral dos exames de imagens utilizados para rastreamento e diagnóstico de câncer de mama.

Visão geral

Neste capítulo, você encontrará informações sobre mamografias e outros exames de imagem da mama, e aprenderá a diferença entre rastreamento e exames complementares. Também encontrará informações sobre como os resultados dos exames são interpretados e o que esses resultados significam para seu tratamento de acompanhamento.

Qual é a diferença entre rastreamento e exames complementares?

- O **rastreamento** é feito periodicamente quando não há sintomas. Por exemplo, uma mamografia de rastreamento anual é feita uma vez ao ano para detectar câncer de mama ou alguma anomalia antes de você ter sintomas.
- Os **exames complementares** são feitos quando houver sinais ou sintomas, como um nódulo que pode ser sentido na mama, mudanças na pele da mama ou do mamilo, ou secreção no mamilo. Diante de sintomas mamários, os exames diagnósticos mais frequentes são a mamografia e a ultrassonografia das mamas.

Um radiologista (um médico) interpretará o rastreamento e os exames complementares, e enviará um laudo ao seu médico. O radiologista determinará os melhores métodos de exame de imagem de acordo com as diretrizes atuais.

Exames gerais de saúde

História clínica

Uma história clínica é um registro de todos os problemas de saúde e tratamentos pelos quais você passou em sua vida. Prepare-se para enumerar qualquer doença, lesão ou cirurgia e quando isso aconteceu. Leve uma lista ou os frascos de medicamentos antigos e novos, e medicamentos de venda livre, fitoterápicos ou suplementos que você toma. Informe a equipe de tratamento sobre quaisquer sintomas que você tenha. Uma história clínica também é chamada de histórico de saúde.

Histórico familiar

Alguns cânceres e outras doenças podem ocorrer em famílias. Seu profissional de saúde vai perguntar sobre o histórico de saúde dos membros da família que são parentes consanguíneos. Essas informações são chamadas de histórico familiar. Você pode ajudar ao perguntar a parentes consanguíneos de ambos os lados da família se eles têm ou tiveram câncer. É importante saber o tipo específico de câncer, ou onde ele teve início, se foi em vários locais, qual era a idade deles quando tiveram o câncer e se fizeram testes genéticos.

Exame clínico das mamas

Um exame clínico das mamas (ECM) é um exame físico das mamas feito por um médico para verificar a presença de nódulos ou outras alterações. Ele é feito enquanto você está sentada e/ou deitada. O médico apalpará (sentirá) toda a mama, incluindo a axila. Uma enfermeira ou assistente também pode estar na sala durante o exame.

Mamografia

Uma mamografia é uma imagem de dentro da mama. A imagem é feita com o uso de raios X. Um computador combina os raios X para formar imagens detalhadas. Uma mamografia bilateral inclui imagens das duas mamas.

Mamografias de rastreamento são exames preventivos anuais, feitos anualmente para encontrar cânceres antes que se tornem grandes o suficiente para serem sentidos ou causarem sintomas. Mamografias diagnósticas são feitas quando houver sinais ou sintomas na mama ou na axila. Uma mamografia de rastreamento dura de 10 a 20 minutos, enquanto uma mamografia diagnóstica pode demorar mais. Se estiver visitando um centro de rastreamento novo ou diferente, é conveniente levar as mamografias anteriores para que possam ser usadas para comparação.

A mamografia de rastreamento e a diagnóstica:

- Utilizam raios X de baixa dose para examinar a mama.
- Podem usar filme ou tecnologia digital.
- Algumas podem usar uma tecnologia chamada tomossíntese digital mamária, também chamada de TDM ou tomo, para abreviar.

Durante a mamografia, um tecnólogo especialmente treinado posicionará sua mama no mamógrafo. Sua mama será colocada em uma plataforma e será achatada (comprimida) com uma placa de plástico transparente. Você poderá sentir desconforto com a compressão da mama, mas isso é temporário.

A mama é comprimida para:

- nivelar a densidade mamária;
- espalhar o tecido;
- manter firme a mama;
- aumentar a nitidez da imagem.

Será solicitado que você fique parada e segure a respiração por alguns segundos enquanto as imagens são feitas. Será solicitado que você mude de posição entre as imagens. O processo será repetido na outra mama.

Os tipos de mamografia são descritos a seguir.

Mamografia

Uma mamografia usa raios X e um computador para criar imagens detalhadas de dentro da sua mama.

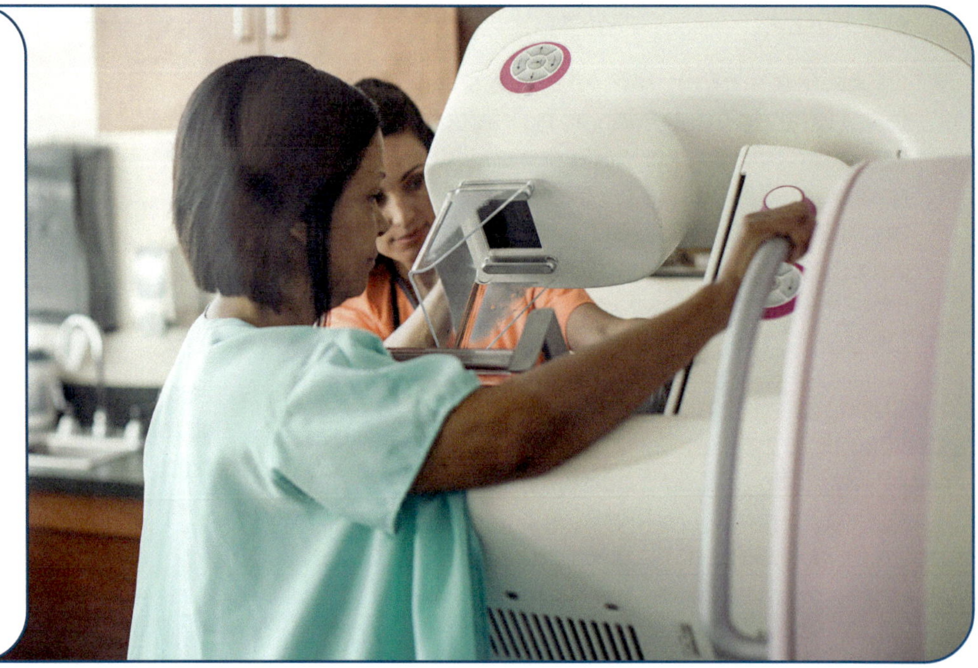

Mamografia de rastreamento

Uma mamografia de rastreamento é o único exame de imagem que descobriu-se reduzir os óbitos causados pelo câncer de mama. É um exame que utiliza raios X de baixa dose para capturar quatro imagens padrão da sua mama (2 de cada lado). Um radiologista é um médico que analisa as imagens e determina se você precisa de mais exames de imagem. Se precisar de exames de imagem adicionais, você provavelmente fará uma mamografia diagnóstica. Uma a cada 10 pessoas serão solicitadas a voltar para mais imagens. Na maioria dos casos, os exames de acompanhamento não mostram nada suspeito.

Mamografia diagnóstica

As mamografias diagnósticas analisam áreas específicas das suas mamas, que podem não ser vistas claramente em mamografias de rastreamento. Uma mamografia diagnóstica pode ser feita depois de uma mamografia de rastreamento ou em caso de sintomas, como nódulo na mama ou secreção no mamilo. As mamografias diagnósticas podem incluir vistas especializadas extras. Um radiologista muito provavelmente avaliará a mamografia diagnóstica enquanto você espera, então, se precisar de exames de imagem da mama adicionais, eles poderão ser feitos imediatamente.

Mamografia por tomossíntese

A tomossíntese, às vezes chamada de mamografias em 3D, é um novo tipo de mamografia digital que pode ajudar a ver pequenas áreas anormais da mama com mais facilidade. Ela faz várias imagens finas que são combinadas para formar uma imagem completa. A tomossíntese pode reduzir as taxas de retorno (a necessidade de exames adicionais) e melhorar a detecção de câncer. A tomossíntese pode ser utilizada para mamografias de rastreamento ou diagnósticas e é recomendada, se disponível na sua região.

Qual é a diferença entre mamografia de rastreamento e diagnóstica?

Uma mamografia é uma imagem de dentro da mama feita usando raios X. Durante uma mamografia, a mama é comprimida entre duas placas enquanto você fica parada em diferentes posições. Serão feitos vários raios X. Um computador combina os raios X para formar imagens detalhadas.

Mamografia de rastreamento

- Feita periodicamente quando não houver sinais ou sintomas de câncer de mama. Os resultados demoram alguns dias.

Mamografia diagnóstica

- Utilizada para pessoas com sintomas como um nódulo, dores, espessamento da pele ou secreção no mamilo, ou pessoas cujas mamas tenham mudado de forma ou tamanho. Uma ultrassonografia costuma ser usada com uma mamografia diagnóstica.
- Também é utilizada para examinar mais detalhadamente uma área anormal encontrada em uma mamografia de rastreamento.
- Um radiologista avaliará a mamografia diagnóstica enquanto você espera, então, se precisar de exames adicionais, eles podem ser feitos imediatamente.

Ambos os tipos de mamografia utilizam raios X de baixa dose para examinar a mama. Elas podem usar filme ou tecnologia digital.

Mamografia com contraste

A mamografia com contraste (MCC) é uma nova tecnologia que utiliza material de contraste para melhorar as imagens de dentro da mama. Para pessoas com risco aumentado de câncer de mama, a mamografia de rastreamento com contraste é uma opção possível, embora, estudos clínicos ainda estejam em andamento. A MCC não está tão amplamente disponível quanto mamografias, ultrassonografias e RM.

Outros exames de imagem da mama

RM da mama

Uma ressonância magnética (RM) utiliza ondas de rádio e ímãs potentes para capturar imagens do interior do corpo. A RM não utiliza radiação. Se necessário, a RM pode ser utilizada como complemento à mamografia. Se você tiver alto risco de câncer de mama, pode ser recomendada uma RM mamária anual. Devido aos imãs muito potentes utilizados na máquina de RM, avise ao tecnólogo se você tiver metais no corpo.

Material de contraste será usado para melhorar as imagens da mama. Para uma RM da mama, é utilizado um meio de contraste à base de gadolínio (GBCA), um metal pesado raro, para melhorar a qualidade da RM. O contraste é administrado por uma via intravenosa (IV) colocada na veia, em geral na mão ou perto do cotovelo.

RM da mama

Se necessário, a RM da mama pode ser utilizada como complemento à mamografia. Em uma RM da mama, você é posicionada de bruços com os braços para cima.

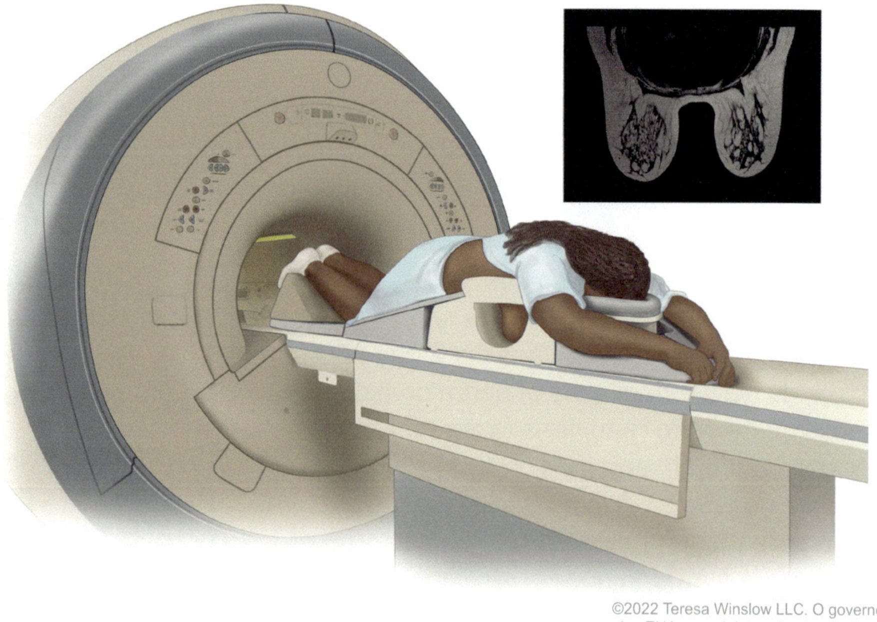

Informe ao seu profissional de saúde sobre o seu quadro clínico, incluindo:

- Se estiver grávida ou achar que pode estar grávida.
- A data da última RM com gadolínio.
- Se tem alergia a gadolínio ou a outros contrastes de raio X.
- Se tem metais no seu corpo (como implantes de portas de infusão, pinos ou placas de metal, ou marca-passo cardíaco).
- Se tiver problemas renais.

Ultrassonografia da mama

Uma ultrassonografia (US) usa ondas sonoras para fazer imagens do interior do corpo. Isso é similar ao sonograma usado na gestação. Uma sonda em forma de bastão (transdutor) será movida sobre a sua mama, com o uso de gel. Ela também pode ser colocada na sua axila. A ultrassonografia é indolor e não utiliza raios X, então, pode ser repetida conforme for necessário. A ultrassonografia é frequentemente utilizada sem uma mamografia para diagnóstico de sintomas em pessoas com até 30 anos ou com uma mamografia a partir dos 30 anos.

Exame de imagem molecular da mama

O exame de imagem molecular da mama utiliza um marcador radioativo e uma câmera especial para detectar o câncer de mama. Exames de imagem moleculares, como exames de imagem por raios gama específicas da mama ou cintilografia com sestamibi podem melhorar a detecção. Entretanto, a dose de radiação no corpo inteiro é muito maior do que as mamografias padrão. O exame de imagem molecular da mama não é um exame de rastreamento da mama comum.

Resultados da mamografia

Os resultados ou achados da mamografia são descritos com o uso do Sistema de Relatórios e Dados de Imagens de Mama (BI-RADS). Além dos resultados de exame de imagem BI-RADS explicados a partir da página 14, alguns dos termos abaixo podem ser utilizados.

Calcificações

Calcificações são depósitos pequenos e brancos de cálcio na mama que podem ser vistos em uma mamografia. A maioria das calcificações vista em uma mamografia não é câncer de mama.

Existem dois tipos de calcificação na mama:

- As **macrocalcificações** são grandes depósitos que costumam não estar relacionados ao câncer.
- As **microcalcificações** são partículas de cálcio que podem ser encontradas em uma área de células que se dividem rapidamente. Um aglomerado de microcalcificações pode ser um sinal de câncer.

Distorção

A distorção descreve quando a área do tecido mamário aparece em uma mamografia em um ângulo incomum, indefinido ou disforme (desorganizado), principalmente em comparação a outra mama ou exames de imagem anteriores. Isso pode ser devido ao posicionamento da mama durante a mamografia. Também pode ser devido a lesões anteriores, procedimento feito na mama ou câncer de mama.

Massas

Uma massa é uma área de tecido anormal. Uma massa pode ser sólida, cheia de fluidos ou uma combinação de ambos. Uma massa pode ser vista com ou sem calcificações. Algumas massas podem ser observadas com o tempo com mamografias ou ultrassonografias periódicas para ver se mudam, mas outras podem precisar de biópsia.

Assimetrias

Assimetrias são áreas brancas vistas em uma mamografia com aparência diferente do padrão normal do tecido mamário, principalmente em comparação com a outra mama. Tipos diferentes de assimetrias incluem assimetria focal, assimetria em desenvolvimento e assimetria global. Provavelmente mais imagens serão necessárias para obter uma visão melhor da área.

Mamas densas

O laudo da mamografia incluirá uma avaliação da densidade mamária. A densidade mamária é uma descrição da presença de tecido fibroso e glandular em suas mamas em comparação a tecido adiposo. Quanto mais densas forem as mamas, mais difícil será identificar áreas anormais nas mamografias.

As mamas são compostas de gordura e tecido fibroglandular. Mamas densas têm mais tecido fibroglandular que gordura. Não é anormal ter tecido mamário denso, mas isso pode dificultar a visualização de câncer de mama ou de outras mudanças na mama em uma mamografia. A densidade mamária pode mudar com o tempo. Se você tiver tecido mamário denso, converse com o profissional de saúde sobre os riscos e benefícios de rastreamento adicional.

Veja na página 16 mais informações sobre densidade mamária.

BI-RADS

O Sistema de Relatórios e Dados de Imagens de Mama, ou BI-RADS, é um sistema padrão usado nos Estados Unidos para descrever os resultados da mamografia. Ele também classifica a densidade mamária em grupos.

Um radiologista irá categorizar os resultados da mamografia usando o sistema numérico de 0 a 6 do BI-RADS e classificará sua densidade mamária usando um sistema de letras de A a D. Converse com o seu profissional de saúde sobre os resultados da mamografia e as próximas etapas.

As mesmas categorias de BI-RADS podem também ser utilizadas para descrever os resultados de uma ultrassonografia da mama ou de uma RM da mama.

BI-RADS 1: negativo

BI-RADS 1 significa que o exame é negativo para câncer. Este é um resultado de exame normal. A recomendação é continuar com o rastreamento por mamografia anual.

BI-RADS 2: benigno (não é câncer)

Este é também um resultado de exame negativo (não há sinal de câncer), mas o radiologista opta por descrever um achado que não é uma neoplasia, como calcificações benignas, massas ou linfonodos na mama que claramente não são câncer. Isso também pode ser usado para descrever as mudanças em relação a um procedimento anterior (como uma biópsia) ou cirurgia na mama. Isso assegura que outros que analisarem a mamografia no futuro não confundam o achado benigno com suspeito. A recomendação é continuar com o rastreamento por mamografia anual.

BI-RADS 3: provavelmente benignos – acompanhamento no curto prazo

Um achado nessa categoria tem uma probabilidade muito baixa de câncer (não mais que 2%, ou 2 a cada 100 casos) e não são previstas mudanças com o tempo. Especialistas em mama concordam que é muito eficaz fazer um exame de imagem de acompanhamento para ver se a área em questão muda com o tempo.

Normalmente, será necessário realizar exames de imagem de acompanhamento em 6, 12 e 24 meses, para avaliar a estabilidade dos achados. Essa abordagem ajuda a evitar biópsias desnecessárias, mas se a área mudar com o tempo, ainda permite o diagnóstico precoce.

BI-RADS 4: suspeito – deve ser feita uma biópsia

Esses achados não se parecem definitivamente com câncer, mas podem ser câncer. O radiologista se preocupa o suficiente para recomendar uma biópsia. Os achados nessa categoria podem ter um escopo amplo de níveis de suspeita. Por esse motivo, essa categoria costuma ser subdividida:

- **4A:** achado com baixa probabilidade de câncer. Uma baixa probabilidade é superior a 2%, mas não superior a 10%, ou cerca de 2 a 10 a cada 100 casos.
- **4B:** achado com probabilidade moderada de câncer. Uma probabilidade moderada é superior a 10%, mas não superior a 50%, ou cerca de 10 a 50 a cada 100 casos.
- **4C:** achado com alta probabilidade de câncer, mas não tão alto quanto a categoria 5. Uma probabilidade alta é superior a 50%, mas inferior a 95%, ou cerca de 50 a 95 a cada 100 casos.

Resultados BI-RADS

0 **BI-RADS 0 significa que mais exames de imagem são necessários para determinar a categoria de BI-RADS.**

1 **BI-RADS 1 é um resultado negativo (normal).**

2 **BI-RADS 2 é um achado benigno (não é câncer).**

3 **BI-RADS 3 é provavelmente um achado benigno. Acompanhamento é necessário no curto prazo.**

4 **BI-RADS 4 é uma anomalia suspeita e deve ser feita uma biópsia.**

5 **BI-RADS 5 é altamente sugestivo de câncer e deve ser feita uma biópsia.**

6 **BI-RADS 6 é um câncer confirmado por biópsia.**

BI-RADS 5: altamente suspeito de malignidade – deve ser feita uma biópsia

Os achados têm uma alta probabilidade (ao menos 95% ou 95 a cada 100 casos) de serem câncer. É muito enfaticamente recomendado fazer uma biópsia.

BI-RADS 6: biópsia conhecida – câncer comprovado

Essa categoria é utilizada somente para achados em uma mamografia (ou ultrassonografia ou RM) que já se mostraram ser câncer segundo uma biópsia. As imagens podem ser utilizadas desse modo para ver como o câncer está respondendo ao tratamento.

Densidade mamária segundo o BI-RADS

As categorias de densidade mamária segundo o BI-RADS são descritas abaixo.

- **Categoria A: quase totalmente com tecido adiposo** significa que as mamas são quase que inteiramente compostas de tecido adiposo. Há muito pouco tecido mamário fibroglandular.
- **Categoria B: áreas esparsas de densidade fibroglandular** significa que as mamas são em sua maioria compostas de tecido adiposo. Entretanto, há algumas áreas esparsas de tecido mamário fibroglandular.
- **Categoria C: heterogeneamente densas** significa que o tecido mamário é tecido mamário fibroglandular. Entretanto, há algumas áreas de tecido adiposo.
- **Categoria D: extremamente densas** significa que quase todo o tecido mamário é tecido mamário fibroglandular. Há muito pouco tecido adiposo.

As **mamas não densas** são definidas como:

- Quase totalmente com tecido adiposo
- Áreas esparsas de densidade fibroglandular

As **mamas densas** são definidas como:

- Heterogeneamente densas
- Extremamente densas

Pessoas com mamas densas podem se beneficiar de mais exames de rastreamento, além da mamografia de rastreamento. Peça mais informações ao profissional de saúde.

Pontos importantes

- O rastreamento é feito periodicamente quando não há sintomas.
- Exames complementares são feitos quando houver sinais ou sintomas.
- O exame clínico das mamas (ECM) é um exame físico das mamas feito por um médico para verificar a presença de nódulos ou outras alterações.
- A mamografia de rastreamento e a diagnóstica utilizam raios X de baixa dose para examinar a mama. Elas podem usar filme ou tecnologia digital.
- O Sistema de Relatórios e Dados de Imagens de Mama, ou BI-RADS, é um sistema padrão usado para descrever os resultados da mamografia e a densidade mamária.
- As mesmas categorias de BI-RADS podem também ser utilizadas para descrever os resultados de uma ultrassonografia da mama ou de uma RM da mama.

Perguntas para fazer

- Eu tenho mamas densas?
- Devo fazer outros exames de imagem além de uma mamografia periodicamente?
- Com quem posso conversar sobre meus resultados BI-RADS?
- Como meus resultados BI-RADS vão afetar a frequência com que faço mamografias ou outros exames de rastreamento?
- Devo fazer uma biópsia?

3

Avaliação de risco para rastreamento

O risco de câncer de mama é a sua probabilidade de desenvolver a doença. Este capítulo discute a diferença entre risco médio e aumentado e em que idade você deve começar as mamografias de rastreamento. As mamografias de rastreamento são feitas por pessoas designadas como do sexo feminino ao nascer que não apresentam sinais ou sintomas de câncer de mama.

Consulte regularmente seu profissional de saúde para fazer check-ups. Pode ser solicitado que você consulte o médico mais de uma vez ao ano dependendo dos seus fatores de risco para desenvolver câncer de mama. Conheça suas mamas e informe imediatamente quaisquer mudanças ao seu médico. Se o histórico de câncer na sua família mudar, mantenha o médico informado. Isso é importante.

O que é risco de câncer de mama?

O risco de câncer de mama é a sua probabilidade de desenvolver a doença. Todos têm algum risco de desenvolver câncer de mama. Entretanto, algumas pessoas têm risco aumentado.

As mamografias de rastreamento anuais devem começar aos 40 anos para pessoas com risco médio.

Os fatores que colocam você em risco aumentado incluem:

- Histórico familiar ou testes genéticos que sugerem uma predisposição genética a câncer de mama ou a outros cânceres (por exemplo, *BRCA1* ou *BRCA2*).
- Risco residual de 20 por cento (20%) ou mais, conforme definido por modelos matemáticos que incluem um histórico abrangente de câncer na família.
- Se você recebeu radioterapia (RT) no tórax entre os 10 e os 30 anos de idade.
- Risco residual de 20 por cento (20%) ou mais e biópsia de mama anterior que mostraram hiperplasia ductal atípica (HDA) ou neoplasia lobular, como carcinoma lobular *in situ* (CLIS) ou hiperplasia lobular atípica (HLA).
- Risco de 5 anos de câncer de mama invasivo de 1,7% ou mais em pessoas com mais de 35 anos (se for utilizado o modelo de Gail).
- Pessoas com um achado de mamas heterogeneamente densas e/ou extremamente densas na mamografia que não cumprem nenhuma outra categoria de risco aumentado.

Como o risco de câncer de mama é calculado?

O risco de câncer de mama é calculado com o uso de modelos de avaliação de risco de câncer de mama. Ele ajuda a determinar se o seu risco é médio ou aumentado para desenvolvimento de câncer de mama. Essas informações sugerem o melhor momento para começar o rastreamento de câncer de mama.

Os modelos de avaliação de risco de câncer de mama comumente usados incluem o modelo Tyrer-Cuzick (Estudo Internacional de Intervenção de Câncer De Mama ou IBIS), ferramenta de avaliação de risco de câncer de mama (BCRAT ou o modelo de Gail), BRCAPRO, Consórcio de Vigilância do Câncer de Mama (BCSC), e CanRisk, que utiliza o Breast and Ovarian Analysis of Disease Incidence and Carrier Estimation Algorithm (BOADICEA). Pergunte ao seu profissional de saúde que modelo eles usam para determinar seu nível de risco.

As pessoas devem fazer uma avaliação de risco de câncer de mama a partir dos 25 anos. Seu médico compartilhará informações sobre os possíveis benefícios, riscos e limitações do rastreamento da mama. É recomendável que a decisão seja tomada em conjunto: você e o médico.

Qual é o seu nível de risco?

O risco de câncer de mama é amplamente baseado no histórico de saúde pessoal e no histórico familiar de câncer. A meta é fazer uma avaliação de risco até os 25 anos. Isso vai determinar quando você deve começar a realizar as mamografias de rastreamento anuais. Seu risco para desenvolver câncer de mama será classificado como risco médio ou aumentado.

Seu nível de risco de câncer de mama também pode ser calculado com base nestas informações:

- Qual é a sua idade, raça e etnia?
- Qual era a sua idade no seu primeiro período menstrual (menarca)?
- Você já esteve grávida ou deu à luz? Qual era a sua idade quando deu à luz a primeira vez?
- Quantos parentes consanguíneos (pais, irmãos, irmãs, filhos, tios, tias, avós) em cada lado da família têm câncer de mama? Há outros cânceres, como cânceres de ovário, de tubas, de útero, de pâncreas ou próstata na família? Qual é/era o tipo de célula cancerosa? Em que idade eles foram diagnosticados?
- Você já fez uma biópsia da mama? Quantas e quando? Você tem uma cópia dos resultados?
- Você ou algum parente consanguíneo já fez testes genéticos? Quais foram os resultados?
- Você já fez uma biópsia da mama que mostrou hiperplasia atípica ou carcinoma lobular *in situ*?

Risco médio

Risco médio significa que você não tem histórico de câncer genético ou familiar conhecido ou histórico de saúde pessoal que sugira que tem risco aumentado de desenvolver câncer de mama. É recomendado que você passe por mamografias de rastreamento anuais a partir dos 40 anos. Entretanto, com base em determinados fatores ou conforme mudam as informações do seu histórico de câncer na família, seu médico pode recomendar que você comece as mamografias de rastreamento anuais mais cedo.

25 a 39 anos de idade

Consulte seu médico para fazer um check-up a cada 1 a 3 anos. O check-up deve incluir uma avaliação de risco de câncer de mama e um exame da mama.

A partir dos 40 anos

Consulte seu médico para fazer um check-up anualmente. O check-up deve incluir uma avaliação contínua de risco de câncer de mama e, se não foi feito recentemente, um exame da mama. Faça uma mamografia de rastreamento anual. Se disponível, recomenda-se uma tomossíntese.

Não há limite de idade para mamografias de rastreamento, desde que você esteja saudável e tenha expectativa de viver mais de 10 anos. Isso significa que as mamografias de rastreamento podem continuar durante a sua vida, exceto se você e o seu profissional de saúde decidirem de outra forma, dependendo da sua saúde.

Risco aumentado

Se você tem risco aumentado de desenvolver câncer de mama, consulte o médico ao menos uma vez por ano (anualmente). Pode ser solicitado que você o consulte com mais frequência.

O risco aumentado é dividido nas pessoas que têm ou tiveram:

1. Um histórico familiar de câncer que sugere uma predisposição genética para câncer de mama. Você pode ser encaminhada a um conselheiro genético ou a outro especialista genético oncológico para avaliar se a sua família tem predisposição genética. Testes genéticos podem ser recomendados a você ou outro membro da família.

2. Um forte histórico familiar que mostra que seu risco é de 20% ou mais, quando calculado usando uma ferramenta de avaliação de risco, como BRCAPRO, Tyrer-Cuzick, BOADICEA/CanRisk ou BCSC. O risco residual ao longo da vida é sua probabilidade de desenvolver câncer de mama dependendo do número de anos de vida que restam e outros fatores de risco.

3. Radioterapia (RT) no tórax ou na mama entre os 10 e os 30 anos de idade.

4. Risco de 5 anos de câncer de mama invasivo de 1,7% ou mais conforme calculado pelo modelo de Gail.

5. Hiperplasia ductal atípica (HDA), carcinoma lobular *in situ* (CLIS) ou hiperplasia lobular atípica (HLA) e 20% ou mais de risco residual.

6. Tecido mamário extremamente denso ou heterogeneamente denso.

Se você tiver um histórico familiar ou predisposição genética

Se você tiver histórico familiar conhecido de câncer de mama ou histórico familiar que sugira predisposição genética a câncer de mama, ou se houver uma mutação genética conhecida, então você poderá ser encaminhada a um conselheiro genético ou a outro profissional de saúde que seja especialista em genética oncológica. Um conselheiro genético pode recomendar testes genéticos para você ou outros membros da família.

As informações sobre câncer na família podem mudar. Informe seu profissional de saúde sobre quaisquer mudanças na sua saúde ou no seu histórico familiar de câncer.

Seu risco residual ao longo da vida for de 20% ou mais

As pessoas devem fazer uma avaliação de risco de câncer de mama a partir dos 25 anos. Se o seu risco residual ao longo da vida for de 20 por cento (20%) ou mais com base em modelos que utilizam histórico familiar abrangente, consulte seu médico para fazer um check-up a cada 6 a 12 meses. Converse com seu médico sobre como você pode reduzir seu risco de desenvolver câncer de mama.

- O rastreamento por mamografia anual para pessoas com risco aumentado pode começar já aos 30 anos, mas não depois dos 40 anos.
- A RM da mama anual para pessoas com risco aumentado pode começar já aos 25 anos, mas não depois dos 40 anos. Se a RM da mama não estiver disponível ou se você não puder fazer uma RM, converse com seu profissional de saúde sobre as opções disponíveis.

Risco aumentado

1. **Histórico familiar de câncer de mama conhecido ou histórico familiar de mutação genética conhecida que sugira predisposição ao câncer e a outros cânceres.**
2. **Risco residual ao longo da vida calculado de 20% ou mais amplamente devido ao histórico familiar.**
3. **Radioterapia (RT) anterior no tórax ou na mama entre os 10 e os 30 anos de idade.**
4. **Risco de 5 anos de câncer de mama invasivo igual ou maior que 1,7% em pessoas com 35 anos ou mais, conforme calculado pelo modelo de Gail.**
5. **Hiperplasia ductal atípica (HDA), carcinoma lobular *in situ* (CLIS) ou hiperplasia lobular atípica (HLA) e 20% ou mais de risco residual.**
6. **Tecido mamário extremamente denso ou heterogeneamente denso.**

Você pode ser encaminhada a um

- conselheiro genético ou outro profissional de saúde com conhecimento e experiência em genética oncológica, se ainda não tiver sido encaminhada;
- especialista em mama.

Se você recebeu RT no tórax entre os 10 e os 30 anos de idade

Se você recebeu RT no tórax ou na mama entre os 10 e os 30 anos de idade, o rastreamento começará 8 anos depois do fim da radioterapia (RT), mas não antes dos 25 anos.

Se tiver menos de 25 anos, consulte seu médico para fazer um check-up anualmente.

Se tiver mais de 25 anos, então

- consulte seu médico para fazer um check-up a cada 6 a 12 meses;
- faça uma mamografia de rastreamento anualmente. Recomenda-se fazer uma tomossíntese (mamografia em 3D), se estiver disponível;
- faça uma RM da mama anualmente. A mamografia com contraste ou ultrassonografia da mama inteira pode ser uma opção para pessoas que não podem fazer RM;
- converse com seu médico sobre como você pode reduzir seu risco de desenvolver câncer de mama.

Se tiver risco aumentado de câncer de mama invasivo com base no modelo de Gail

Se você tem mais de 35 anos e risco de 5 anos de 1,7% ou mais de desenvolver câncer de mama invasivo com base no modelo de Gail, então

- consulte seu médico para fazer um check-up a cada 6 a 12 meses;
- faça uma mamografia de rastreamento anualmente. Recomenda-se fazer uma tomossíntese (mamografia em 3D), se estiver disponível;
- converse com seu médico sobre como você pode reduzir seu risco de desenvolver câncer de mama.

Se tiver HDA, CLIs ou HLA

Se você teve hiperplasia ductal atípica (HDA) ou uma neoplasia lobular, como carcinoma lobular *in situ* (CLIS) ou hiperplasia lobular atípica (HLA) e tem 20% ou mais de risco residual ao longo da vida, então

- consulte seu médico para fazer um check-up a cada 6 a 12 meses;
- faça uma mamografia de rastreamento anualmente. Recomenda-se fazer uma tomossíntese (mamografia em 3D), se estiver disponível. As mamografias devem começar na idade em que você recebeu o diagnóstico, mas não antes dos 30 anos;
- para começar, considere fazer uma RM da mama anualmente quando receber o diagnóstico, mas não antes dos 25 anos. A mamografia com contraste ou ultrassonografia da mama inteira pode ser uma opção para pessoas que não podem fazer RM;
- converse com seu médico sobre como você pode reduzir seu risco de desenvolver câncer de mama.

Se tiver mamas densas e nenhum outro fator de risco

O tecido mamário denso é associado a risco aumentado de câncer de mama. Se tiver tecido mamário denso (mamas heterogeneamente ou extremamente densas) conforme visto em uma mamografia e não se enquadrar em nenhuma outra categoria de risco aumentado, as recomendações são descritas abaixo.

Para mamas heterogeneamente densas,

- consulte seu médico para fazer um check-up a cada 6 a 12 meses;
- faça uma mamografia de rastreamento anualmente. Recomenda-se fazer uma tomossíntese (mamografia em 3D), se estiver disponível. As mamografias devem começar no máximo aos 40 anos, mas não antes dos 30;
- converse com o médico sobre exames de rastreamento além da mamografia que podem ser apropriados para você.
- converse com seu médico sobre como você pode reduzir seu risco de desenvolver câncer de mama.

Para mamas extremamente densas,

- consulte seu médico para fazer um check-up a cada 6 a 12 meses;
- faça uma mamografia de rastreamento anualmente. Recomenda-se fazer uma tomossíntese (mamografia em 3D), se estiver disponível. As mamografias devem começar no máximo aos 40 anos, mas não antes dos 30;
- faça uma RM da mama com ou sem contraste a partir dos 50 anos, mas o exame pode começar a ser feito aos 40 anos;
- converse com seu médico sobre como você pode reduzir seu risco de desenvolver câncer de mama.

"Sendo 4 vezes sobrevivente de câncer e portadora de uma mutação genética do *BRCA2*, para mim, é importante ajudar a informar e apoiar meus filhos, familiares e qualquer pessoa com maior risco de desenvolver câncer".

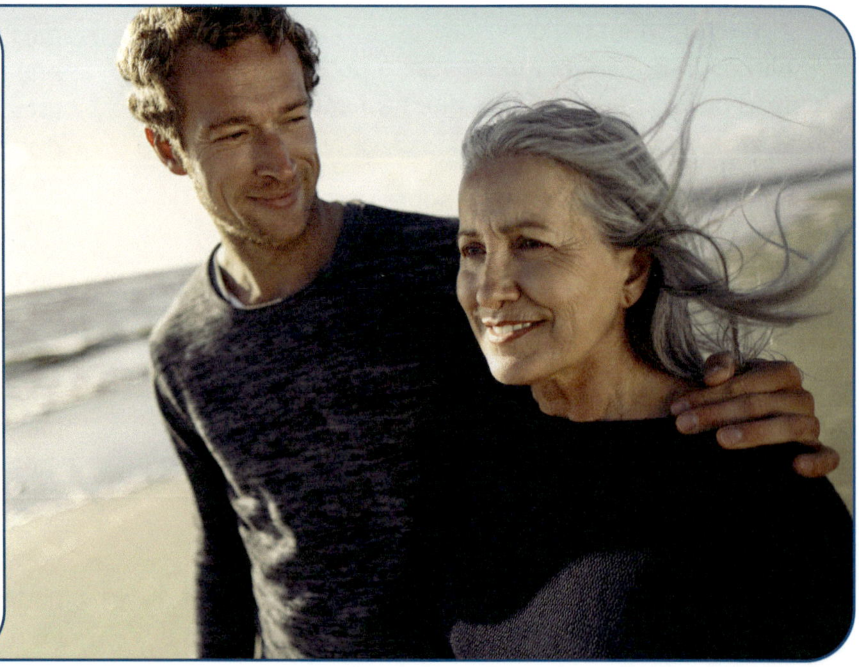

Pontos importantes

- O risco de câncer de mama é a sua probabilidade de desenvolver a doença. Todos têm algum risco de desenvolver câncer de mama.
- O risco de câncer de mama é calculado com o uso de um modelo de avaliação de risco de câncer de mama. Pergunte ao seu profissional de saúde que modelo eles usam para calcular seu risco.
- As mamografias de rastreamento são feitas para pessoas que não apresentam sinais ou sintomas de câncer de mama. Mamografias de rastreamento anuais são recomendadas a partir dos 40 anos para pessoas com risco médio de desenvolver câncer de mama.
- Para pessoas com risco aumentado, as mamografias de rastreamento podem começar já aos 30 anos. Para pessoas com risco aumentado, as RM da mama anuais podem começar já aos 25 anos.
- Converse com seu médico sobre como você pode reduzir seu risco de desenvolver câncer de mama.

Perguntas para fazer

- Qual é o meu risco de desenvolver câncer de mama? Tenho risco médio ou aumentado?
- Com base no meu nível de risco, quando devo começar a fazer mamografias de rastreamento anuais?
- Se eu tiver risco aumentado, farei uma mamografia de rastreamento e uma RM da mama todos os anos?
- Não conheço o histórico de saúde da minha família. Como isso vai afetar minha avaliação de risco de câncer de mama?
- Por que posso ter risco aumentado para desenvolver câncer de mama mesmo que minha família não tenha histórico da doença?

Receber o diagnóstico de câncer de mama aos 70 anos não significa que você não tenha uma predisposição herdada para desenvolver câncer de mama ou outros tipos de câncer. Muitos fatores são considerados para determinar a propensão de uma síndrome de predisposição ao câncer em uma família, como idade no diagnóstico, tipo de câncer de mama, histórico familiar de câncer e origem étnica.

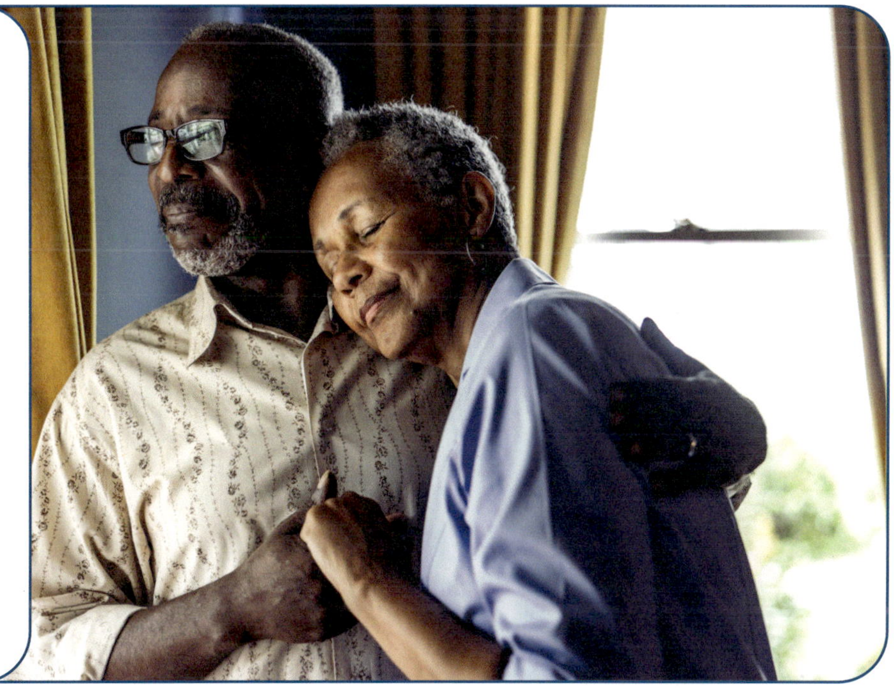

4

Exames durante a gestação e a amamentação

Câncer de mama associado à gestação (CMAG) é um câncer de mama que ocorre durante a gestação, a amamentação ou no primeiro ano do parto. É importante continuar a cuidar da saúde das mamas durante a gestação e a amamentação. Entre em contato com o seu profissional de saúde em caso de mudanças novas ou incomuns nas mamas.

Visão geral

Mudanças na mama são normais durante a gestação e a amamentação (lactação). Entretanto, essas mudanças podem dificultar a detecção de cânceres de mama pequenos. Por isso é importante continuar a cuidar da saúde das mamas. Atrasos no diagnóstico de câncer de mama durante a gestação ou amamentação acontecem. Isso pode resultar em doença mais avançada, tumores maiores e chances mais altas de difusão do câncer de mama para os linfonodos na sua axila.

O câncer de mama associado à gestação (CMAG) é definido como o câncer de mama que ocorre em algum desses períodos:

- Durante a gestação
- Na amamentação
- Em um ano do parto

Embora seja raro, o CMAG é o câncer invasivo mais comum diagnosticado durante a gestação.

Consulte regularmente seu profissional de saúde para fazer check-ups. Entre em contato com o médico em caso de mudanças novas ou de piora.

O rastreamento de câncer de mama durante a gestação e a lactação é semelhante ao realizado em pessoas não gestantes e não lactantes, com algumas exceções. Por exemplo, devido a questões de segurança, a RM da mama não é usualmente feita durante a gestação, mas pode ser utilizada com segurança em lactantes. A ultrassonografia da mama e a mamografia podem ser feitas com segurança na gestação.

Esta seção discute as recomendações de rastreamento durante a gestação e a amamentação e fornece informações sobre sinais e sintomas que você deve informar ao médico.

Durante a gestação

Exame clínico das mamas (ECM) e mamografias de rastreamento de câncer de mama podem e devem continuar anualmente durante a gestação. As mamografias contêm um nível muito baixo de radiação e são consideradas seguras durante a gestação.

Mudanças normais acontecem na mama, na pele e nos mamilos durante a gestação. Contudo, se notar algo novo ou incomum, entre em contato com o médico. Uma ultrassonografia pode ser feita em caso de mudanças na pele da mama ou na mama, como dor persistente ou localizada, um nódulo, secreção suspeita no mamilo, depressão ou ondulação da pele, espessamento, inchaço ou vermelhidão da pele.

Durante a amamentação

Exames clínicos de câncer de mama e mamografias de rastreamento podem e devem continuar anualmente durante a amamentação (lactação). Se você tiver risco aumentado de desenvolver câncer de mama, então deverá ser feita uma RM da mama.

É recomendado amamentar ou extrair o leite antes da mamografia.

Mudanças normais acontecem na mama, na pele e nos mamilos durante a lactação ou amamentação. Entre em contato com o médico se notar mudanças novas ou incomuns na sua mama ou axila, ou se

- a mama estiver quente ao tocar, dolorosa ou vermelha;
- a pele da mama parecer espessada com poros grandes (casca de laranja);
- você sentir dor focada e persistente na mama. A dor difusa e geral na mama não é um sintoma suspeito. Dor na mama que vem e vai não é tipicamente associada a câncer de mama, embora possa ter relação com causas não mamárias.

Profissionais de saúde

Durante os check-ups de saúde e rastreamento de câncer de mama periódicos, você pode entrar em contato com estes profissionais de saúde:

- O **especialista em mama** é especializado em saúde e doenças da mama.
- O **radiologista de mamas** é um médico que interpreta os resultados de mamografias, RM e outros exames de imagem, e faz biópsias percutâneas por agulha, conforme necessário.
- O **ginecologista** é um médico que diagnostica e trata doenças dos órgãos reprodutivos femininos.
- A **consultora de lactação** é especialista em amamentação.
- Os **tecnólogos de mamografia, RM e ultrassonografia** operam a unidade de mamografia, ou RM ou máquina de ultrassonografia.
- Os **profissionais de saúde de prática avançada** são enfermeiros clínicos, médicos assistentes e enfermeiras obstétricas certificadas que podem ajudar a prevenir, avaliar, examinar e diagnosticar doenças humanas, incluindo câncer de mama.
- O **obstetra** é um médico especializado em gestação e parto.
- O **patologista** é um médico que analisa as células, tecidos e órgãos removidos durante uma biópsia ou cirurgia.
- Um **profissional de saúde ou médico de atenção primária** fornece diversos tipos de cuidados, incluindo prevenção e tratamento.

Mudanças no mamilo

Em caso de mudanças no mamilo, entre em contato com o médico se:

- O mamilo estiver retraído ou encolhido (invertido) quando não estava assim antes.
- O mamilo muda de forma.
- O mamilo se torna macio e isso não tem relação com o seu ciclo menstrual.
- O mamilo tiver mudanças na pele, como escamação, coceira ou vermelhidão.
- Você tiver uma nova secreção suspeita no mamilo, como secreção com sangue ou transparente.

Pontos importantes

- Um exame clínico das mamas (ECM) e uma mamografia são recomendados durante a gestação e amamentação.
- As mamografias contêm um nível muito baixo de radiação e são consideradas seguras durante a gestação.
- É recomendado amamentar ou extrair o leite antes da mamografia.
- A RM da mama não é recomendada durante a gestação, mas pode ser feita durante a amamentação.
- Mudanças normais acontecem na mama, na pele e nos mamilos durante a lactação ou amamentação. Contudo, se notar algo novo ou incomum, entre em contato com o profissional de saúde.

Perguntas para fazer

- Como ficarei confortável durante a mamografia se estou grávida ou amamentando?
- Quanto tempo devo esperar antes de ligar para o médico se eu notar mudanças na mama, no mamilo ou na pele da mama?

5

O que fazer quando você tiver sintomas

Este capítulo é destinado a pessoas com sinais e sintomas que sugerem mais exames. Determinadas condições são difíceis de diagnosticar. Se possível, consulte um especialista em mama em caso de sintomas incomuns ou mudanças na pele ou no mamilo.

Sinais e sintomas

Um sinal pode ser visto por outra pessoa, como o profissional de saúde. Um sintoma é algo que somente você pode sentir. Se você tiver sinais ou sintomas que possam sugerir câncer de mama, outro câncer ou doença, você pode precisar de mais exames, conforme necessário. Eles são chamados de exames complementares, porque ajudam a diagnosticar uma doença ou quadro clínico. É importante contar ao médico se algo parecer estranho e essa sensação persistir por alguns dias. Não espere para falar!

Sinais e sintomas que podem sugerir mais exames:

- Dor na mama que é localizada ou concentrada em uma área.
- Nódulo, massa ou caroço que podem ser sentidos na mama.
- Nódulo ou inchaço na axila ou nas proximidades.
- Sintomas relacionados a implante na mama.
- Mudanças na pele.
- Secreção no mamilo.

Dor nas mamas

A dor nas mamas é comum em pessoas designadas como do sexo feminino ao nascer. Dor em ambas as mamas e dor que vem e vai são consideradas benignas e não são tipicamente associadas ao câncer de mama. A dor persistente pode ser examinada com o médico. A dor nas mamas pode ser monitorada para ver se persiste, se é grave ou se há mudanças na pele ou outros sintomas, como um nódulo ou secreção no mamilo. Em caso de dor localizada ou concentrada em uma área, você pode fazer uma ultrassonografia. Uma mamografia também pode ser feita se você tiver 30 anos ou mais e não tiver feito uma recentemente. Dependendo dos resultados dos exames, mais exames podem ser necessários.

Nódulos e outros sinais

Se tiver sintomas que possa sentir com a mão, como um nódulo, massa, caroço ou espessamento na pele, então, para pessoas

- **com menos de 30 anos,** a ultrassonografia é o método preferido como exame diagnóstico. No entanto, o médico pode optar por esperar e observar mudanças por um a dois ciclos menstruais antes de solicitar uma ultrassonografia;
- **a partir dos 30 anos**, são recomendadas uma mamografia diagnóstica e uma ultrassonografia.

Para um achado benigno (não canceroso), pode não ser necessário nenhum outro exame. Se a mamografia ou a ultrassonografia mostrar algo, o médico poderá recomendar uma biópsia percutânea por agulha grossa, exames físicos adicionais ou mamografias e/ou ultrassonografias mais frequentes para monitorar os sintomas. Você também é uma parte importante do monitoramento e deve informar ao médico se notar novas mudanças.

Nódulo na axila ou nas proximidades

Uma mamografia diagnóstica e uma ultrassonografia serão feitas em caso de nódulo ou massa na axila ou próximo dela. Se tiver até 30 anos, uma mamografia pode ser feita somente se os resultados de ultrassonografia forem pouco claros ou se houver suspeita de câncer. Dependendo dos sintomas, você poderá ser encaminhada a um especialista em mama.

Sintomas relacionados a implante na mama

Pessoas com implantes de mama têm um risco muito pequeno de desenvolver linfoma anaplásico de células grandes associado a implante de mama (BIA-ALCL), um tipo de câncer chamado de linfoma periférico de células T. Ele é encontrado majoritariamente em implantes texturizados cerca de 7 a 9 anos após a cirurgia de implante. Os principais sintomas de BIA-ALCL são inchaço persistente ou um nódulo ou dor ao redor do implante da mama. Por ser muito raro, somente pessoas com sintomas de BIA-ALCL passarão por mais exames.

Se já passou mais de um ano desde a cirurgia de implante de mama e você tem sintomas relacionados aos implantes, então seu profissional de saúde deverá consultar uma equipe de especialistas médicos com experiência em problemas relacionados a implantes. Se houver suspeita de BIA-ALCL, você passará por mais exames.

Mudanças na pele

Mudanças na pele incluem contrações, ondulações, erupção cutânea ou vermelhidão da pele da mama. Algumas pessoas têm erupção cutânea ou vermelhidão no mamilo e na pele circundante. A pele pode parecer uma casca de laranja ou a textura parecer diferente.

Algumas mudanças na pele podem ser um sinal de câncer de mama inflamatório (CMI). Mudanças na pele em volta do mamilo podem ser uma enfermidade diferente conhecida como doença de Paget da mama. Por serem doenças difíceis de diagnosticar, você poderá ser encaminhada a um especialista em mama.

Possível câncer de mama inflamatório

O câncer de mama inflamatório (CMI) é um câncer raro e agressivo no qual células cancerosas bloqueiam os vasos linfáticos na pele e na mama. Isso torna a mama vermelha, inchada e quente ao tocar.

Possíveis sinais de CMI:

- Pele com aspecto de casca de laranja (aparência de depressão ou ondulação da pele)
- Espessamento da pele (a pele tem uma textura de casca de laranja)
- Edema (inchaço causado por excesso de fluido no tecido do corpo)
- Eritema (vermelhidão da pele, usualmente em manchas)

Se houver suspeita de CMI, exames de imagem apropriados serão recomendados pelo radiologista. Esses exames podem incluir mamografia, ultrassonografia ou ambas. Se houver um achado suspeito, pode ser recomendada uma biópsia da mama ou uma biópsia excisional da pele. Se houver um achado suspeito, pode ser recomendada uma biópsia da mama ou uma biópsia excisional da pele.

Para obter informações sobre câncer de mama inflamatório, consulte as *NCCN Guidelines for Patients: câncer de mama inflamatório,* disponível em NCCN.org/patientguidelines e no aplicativo NCCN Patient Guides for Cancer.

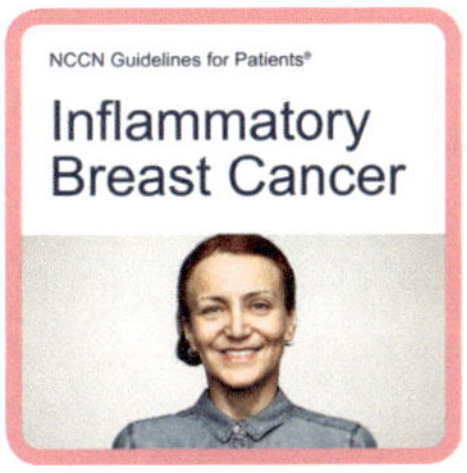

Possível doença de Paget da mama

Na doença de Paget, células anormais são encontradas no mamilo. Isso causa irritação ou sangramento no mamilo, erupção cutânea escamosa do mamilo e úlceras na pele. Se houver suspeita de doença de Paget, será feita a mamografia diagnóstica. Uma ultrassonografia também pode ser feita.

Secreção no mamilo

Quando um fluido que não é leite sai do mamilo, isso é chamado de secreção no mamilo. A secreção no mamilo é comum e, na maioria dos casos, não tem relação com o câncer de mama.

Conheça suas mamas e informe imediatamente quaisquer mudanças ao profissional de saúde.

Por exemplo, a secreção no mamilo pode ocorrer

- durante a gestação após a estimulação da mama;
- em pessoas com determinadas doenças da tireoide e;
- em pessoas que tomam medicamentos, como estrogênio, anticoncepcionais orais, opioides e determinados medicamentos para a pressão arterial;
- devido à inflamação do duto mamário, que não tem relação com câncer.

A secreção no mamilo é normal durante a amamentação (lactação). Algumas lactantes podem liberar pequenas quantidades de uma secreção amarela, verde ou leitosa, se apertarem os mamilos. Isso se chama secreção expressa. Contudo, é anormal quando a secreção no mamilo for um destes casos:

- Espontânea: ocorre sem apertar ou secreção seca é vista no sutiã ou em outras roupas.
- Com sangue ou transparente.
- Proveniente de uma abertura de um duto no mamilo em somente uma mama.

Se você tiver secreção anormal no mamilo sem outros sintomas, então, nesses casos

- **até os 30 anos,** uma ultrassonografia será feita. Uma mamografia diagnóstica também pode ser feita;
- **a partir dos 30 anos,** uma mamografia diagnóstica e uma ultrassonografia, em geral, serão feitas.

Dependendo do resultado BI-RADS, você pode precisar de uma biópsia percutânea por agulha grossa, exames físicos adicionais, mamografias mais frequentes e/ou ultrassonografias para monitorar os sintomas. Você pode ser encaminhada a um especialista em mama e será feita uma RM da mama. Se tiver dúvidas ou perguntas, converse com o seu profissional de saúde.

Secreção leitosa

Para secreção leitosa em ambas as mamas (bilateral), você precisa de exames laboratoriais endócrinos (hormonais). Secreção leitosa é, em geral, normal na gestação. Mamografias e ultrassonografias da mama não costumam ser feitas em caso de secreção leitosa.

Mudanças no mamilo

Mamilos invertidos ou retraídos para dentro da mama em vez de se projetarem. Para algumas pessoas, isso é normal; contudo, se o seu mamilo inverter ou mudar repentinamente, informe o médico.

Você tem um mamilo invertido ou retraído sem um nódulo ou outros sintomas, então, para pessoas

- **até os 30 anos,** uma ultrassonografia será feita;
- **a partir dos 30 anos**, uma mamografia diagnóstica e uma ultrassonografia serão feitas.

Dependendo do resultado BI-RADS, você pode precisar de uma biópsia percutânea com agulha grossa, exames físicos adicionais, mamografias, RM ou ultrassonografias da mama mais frequentes. Você pode ser encaminhada a um especialista em mama e será feita uma RM da mama. Se tiver dúvidas ou perguntas, converse com o seu médico.

Queremos o seu feedback!

Nosso objetivo é fornecer informações sobre o câncer que sejam úteis e fáceis de entender. Responda à nossa pesquisa e nos diga o que fizemos corretamente e o que poderíamos melhorar.
NCCN.org/patients/feedback

Pessoas designadas como do sexo masculino ao nascer

Pessoas designadas como do sexo masculino ao nascer, em geral, não fazem mamografias de rastreamento de rotina. Entretanto, os homens podem desenvolver câncer de mama e pessoas com mutação do gene *BRCA2* podem passar por mamografia de rastreamento de rotina.

Ginecomastia

A ginecomastia é um crescimento anormal do tecido mamário em pessoas designadas como do sexo masculino ao nascer. Pode ser preocupante se uma das mamas parecer maior. Isso se chama ginecomastia assimétrica. Se não estiver claro se você tem ginecomastia, então pode ser feita uma mamografia diagnóstica com uma possível ultrassonografia.

Nódulos ou mudanças no mamilo

Se você tiver secreção com sangue no mamilo ou sintomas que pareçam um nódulo, uma ultrassonografia será feita além de uma mamografia diagnóstica. Uma biópsia percutânea por agulha grossa também pode ser feita. Seu quadro clínico será monitorado e pode ser solicitado que você consulte regularmente seu profissional de saúde para exames periódicos. Considere consultar um especialista em mama.

Biópsia

Uma biópsia é a remoção de uma amostra do tecido do corpo para exame. Um patologista examinará a biópsia em busca de câncer e fará um laudo chamado de laudo patológico.

Dependendo dos resultados da biópsia, você pode não precisar de exames adicionais e voltar a acompanhamento de rotina. Entretanto, os resultados da biópsia podem exigir mais testes ou exames/exames de imagem mais frequentes. Se for detectado câncer, você será encaminhada para tratamento do câncer.

Existem diferentes tipos de biópsias. Algumas biópsias são guiadas com o uso de imagem, como mamografia, ultrassonografia ou RM. A primeira biópsia é feita na área principal ou de maior preocupação. A biópsia também pode ser feita em outras áreas.

"Embora minha irmã tenha tido câncer de mama 3 vezes e tenha sido diagnosticada geneticamente como *BRCA2* positivo, fiquei CHOCADO que eu, um homem de 54 anos, poderia ter câncer de mama."

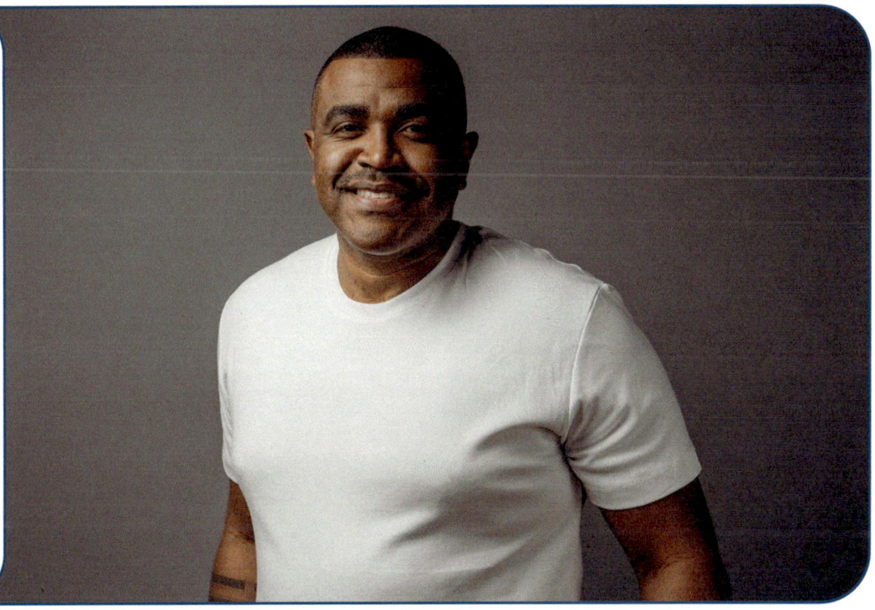

Tipos de possíveis biópsias incluem:

- A **biópsia percutânea (BP)** utiliza agulhas de diferentes tamanhos para remover uma amostra de tecido ou fluido e, em geral, requer uma incisão muito pequena. Esse tipo de biópsia quase sempre é feita pelo radiologista. Em uma **biópsia percutânea a vácuo (BPAV),** é utilizada a sucção de um dispositivo de vácuo especial para remoção de uma amostra através de uma agulha.
- A **aspiração com agulha fina (AAF)** utiliza uma agulha fina para remover uma amostra de tecido ou fluido. A AAF é mais comumente utilizada quando a biópsia é feita em um linfonodo na axila.
- A **biópsia incisional** remove uma pequena quantidade de tecido por meio de um corte na pele ou no corpo, e costuma ser feita por um cirurgião.
- A **biópsia excisional** remove toda a área anormal. Este não é o tipo de biópsia preferido, mas pode ser necessário se outros métodos não forem possíveis ou quando os resultados da biópsia não corresponderem aos achados esperados. Uma biópsia excisional costuma ser feita sob anestesia por um cirurgião em um centro cirúrgico.

Antes de fazer a biópsia, a área costuma receber, por injeção, uma medicação anestésica. Uma biópsia percutânea por agulha grossa (BPAG) pode remover mais de uma amostra de tecido, mas, em geral, através da mesma área na mama. As amostras são pequenas. A agulha quase sempre é guiada por imagem até o tumor, mas pode ser guiada por ultrassonografia ou raios X. Quando a mamografia for utilizada durante uma biópsia, ela se chama biópsia percutânea por agulha estereotáxica.

Um ou mais clipes podem ser colocados perto do tumor da mama durante a biópsia. Os clipes são pequenos, indolores e feitos de metal. Eles marcarão o local para possível tratamento e exame de imagem futuros. Os clipes permanecerão no local até a cirurgia. Se a área de biópsia for benigna, o clipe continuará no lugar

Biópsia

Em uma biópsia, uma amostra de tecido é removida. Existem diferentes tipos de biópsia. Essa imagem mostra uma biópsia percutânea por agulha guiada por ultrassonografia.

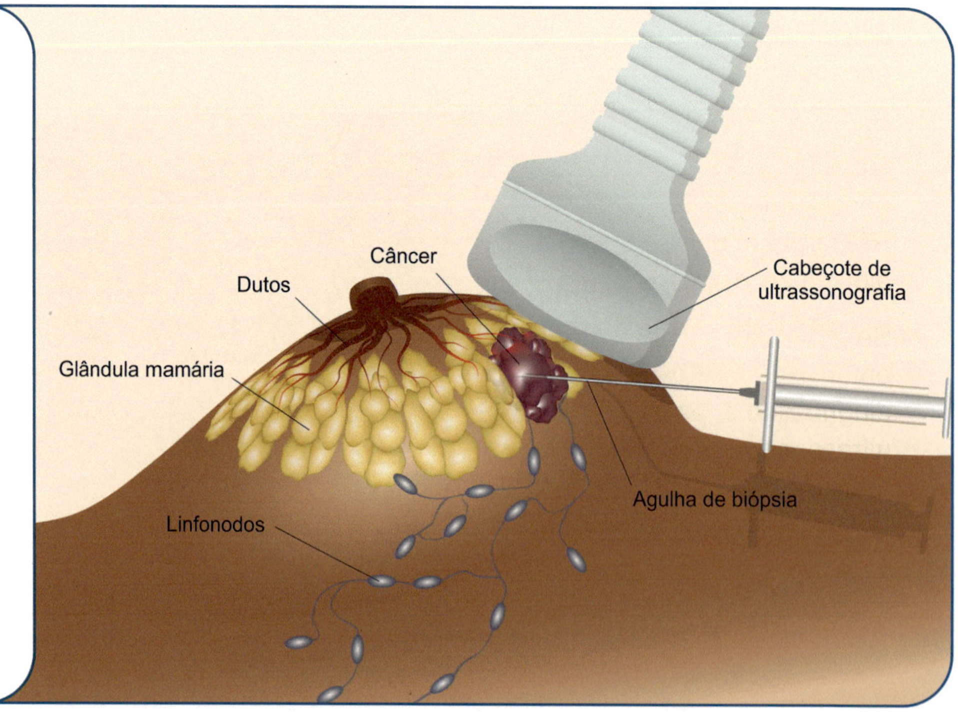

para marcar o local da biópsia em exames de imagem futuros. O clipe não causa problemas, mesmo se forem deixados no lugar por um longo período. Você poderá passar pela segurança do aeroporto e fazer RM.

Resultados da biópsia

A histologia é o estudo da anatomia (estrutura) das células, tecidos e órgãos em um microscópio. Ela é utilizada para fazer um diagnóstico ou tomar decisões de tratamento. O laudo patológico conterá informações sobre histologia.

Pontos importantes

- Um sinal pode ser visto por outra pessoa, como o profissional de saúde. Um sintoma é algo que somente você pode sentir, como dor. Se você tiver sinais ou sintomas que possam sugerir câncer de mama ou outro câncer ou doença, então você fará mais exames.
- Algumas mudanças na pele podem ser um sinal de câncer de mama inflamatório (CMI) ou doença de Paget. Como são doenças difíceis de diagnosticar, você pode ser encaminhada a um especialista em mama.
- Se houver suspeita de CMI, então, serão feitas uma mamografia diagnóstica e, possivelmente, uma ultrassonografia. Uma RM também pode ser feita. Em geral, uma biópsia será necessária.
- Se houver suspeita de doença de Paget, então, serão feitas uma mamografia diagnóstica e, possivelmente, uma ultrassonografia. Em geral, uma biópsia será necessária.
- A secreção no mamilo é comum e, em muitos casos, não tem relação com o câncer de mama.
- Pessoas designadas como do sexo masculino ao nascer com uma mutação do gene *BRCA2* podem passar por mamografia de rastreamento de rotina.

Perguntas para fazer

- Que exames de imagem você recomenda e por quê?
- Que tipos de biópsias eu farei e como você me deixará confortável?
- Quem explicará para mim os resultados da biópsia e do exame de imagem?
- Como posso me preparar para o exame de imagem ou uma biópsia?
- Você pode recomendar um especialista em mama?

6
Outros recursos

Quer saber mais? Veja onde obter mais ajuda.

O que há mais para saber

Este livro é uma ferramenta importante para melhorar a detecção e o tratamento de câncer. Ele explica claramente as recomendações de especialistas e sugere perguntas a serem feitas à equipe médica. Contudo, não é o único recurso à sua disposição.

Você tem a liberdade de receber todas as informações e ajuda que precisar. Muitas pessoas têm interesse em aprender mais sobre:

- Risco pessoal ou familiar de desenvolver câncer de mama e outros cânceres.
- Como diminuir o risco de desenvolver câncer de mama e outros cânceres.
- Encontrar um médico especialista em câncer de mama.

O que mais fazer

Seu centro de saúde pode ajudar você nas próximas etapas. Eles costumam ter recursos no local para ajudar a atender às suas necessidades e responder às suas perguntas. Os centros de saúde também podem informar você sobre recursos em sua comunidade.

Além da ajuda dos seus médicos, os recursos listados na próxima seção prestam apoio a muitas pessoas iguais a você. Verifique a lista e acesse os sites informados para saber mais sobre essas organizações.

Onde obter ajuda

Bone & Marrow Cancer Foundation
Bonemarrow.org

Breast Cancer Alliance
breastcanceralliance.org

Breastcancer.org
breastcancer.org

CanCare, Inc
Cancare.org

Cancer*Care*
Cancercare.org

Cancer Hope Network
Cancerhopenetwork.org

DenseBreast-info.org
DenseBreast-info.org

DiepC Foundation
diepcfoundation.org

FORCE - Facing Our Risk of Cancer Empowered
facingourrisk.org

GPAC Global Patient Advocacy Coalition
GPACunited.org

GRACE
Cancergrace.org

HIS Breast Cancer Awareness
Hisbreastcancer.org

Imerman Angels
Imermanangels.org

Inflammatory Breast Cancer Research Foundation
ibcresearch.org

MedlinePlus
medlineplus.gov

National Coalition for Cancer Survivorship
canceradvocacy.org

Sharsheret
sharsheret.org

Triage Cancer
Triagecancer.org

Unite for HER
uniteforher.org

Young Survival Coalition (YSC)
Youngsurvival.org

Perguntas para fazer

- Com quem posso falar sobre ajuda com acomodação, alimentação e outras necessidades básicas?
- Que auxílio está disponível para transporte, cuidado infantil e assistência domiciliar?
- Quais outros serviços estão disponíveis para mim e meus cuidadores?
- Como posso me conectar a outras pessoas e criar um sistema de apoio?
- Com quem posso falar se não me sinto seguro em casa, no trabalho ou em meu bairro?

Recursos sobre câncer de mama

Mais informações sobre o tratamento de câncer de mama estão disponíveis em NCCN.org/patientguidelines e no aplicativo NCCN Patient Guides for Cancer.

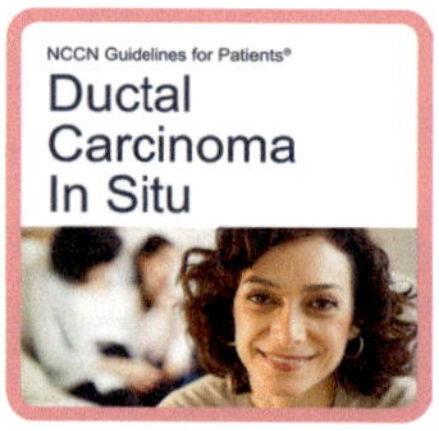

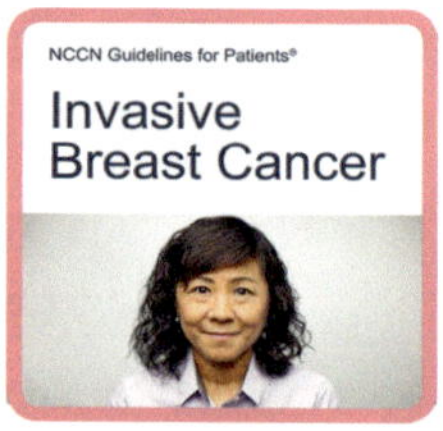

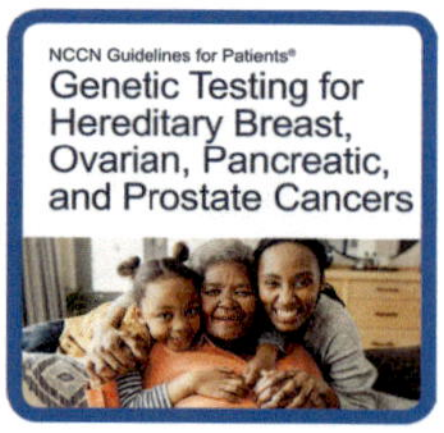

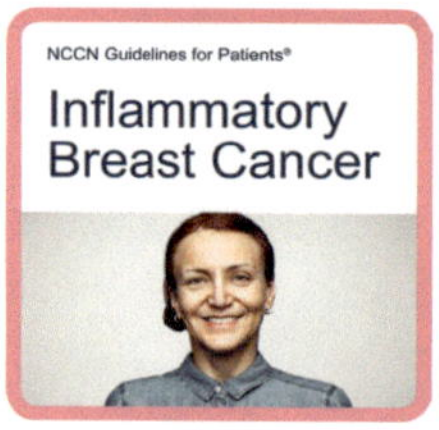

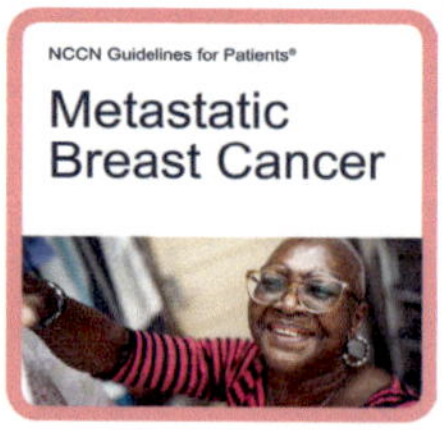

Termos que você precisa conhecer

aconselhamento genético
Orientação especializada sobre a probabilidade de uma doença ser transmitida nas famílias.

aréola
Uma área escura e redonda da pele na mama, em volta do mamilo.

biópsia
Um procedimento que retira amostras de líquido ou tecido para serem testadas para identificar uma doença.

biópsia percutânea por agulha grossa (BPAG)
Um procedimento que remove amostras de tecido com uma agulha oca. Também chamada de biópsia percutânea (BP).

BI-RADS
O Sistema de Relatórios e Dados de Imagens de Mama, ou BI-RADS, é um sistema padrão usado nos Estados Unidos para descrever os achados e os resultados de mamografia e classificar a densidade mamária em grupos. O BI-RADS pode também ser utilizado para descrever os resultados de uma ultrassonografia da mama ou de uma RM da mama.

calcificação
Depósitos de cálcio nos tecidos.

câncer de mama inflamatório
Câncer de mama provavelmente causado por uma mutação genética herdada passada pelos genitores biológicos aos filhos.

carcinoma ductal
Um câncer derivado de células que revestem o pequeno duto em formato de tubo.

carcinoma ductal *in situ* (CDIS)
Um câncer de mama que não se espalhou para fora dos dutos mamários.

carcinoma lobular
Um câncer de mama que começou nas células que revestem as glândulas mamárias (lóbulos).

carcinoma lobular *in situ* (CLIS)
Uma patologia benigna (não cancerosa) na qual células anormais são encontradas nos lóbulos da mama.

contraste
Uma substância inserida no corpo para tornar mais nítidas as fotos durante exames de imagem.

dutos
Uma estrutura em formato de tubo pela qual o leite percorre até o mamilo.

exame clínico das mamas (ECM)
Um exame físico das mamas feito por um médico para verificar a presença de nódulos ou outras alterações.

exame de imagem por ressonância magnética (RM)
Um exame que usa ondas de rádio e ímãs potentes para fazer imagens do interior do corpo.

ginecomastia
O crescimento anormal do tecido mamário em pessoas designadas como do sexo masculino ao nascer.

hiperplasia ductal atípica (HDA)
Uma patologia benigna (não cancerosa) na qual há mais células que o normal no revestimento dos dutos mamários e as células parecem anormais quando vistas em um microscópio. Ter hiperplasia ductal atípica aumenta o risco de câncer de mama.

hiperplasia lobular atípica (HLA)
Uma patologia benigna na qual há mais células que o normal nos lóbulos mamários e as células parecem anormais quando vistas em

um microscópio. Ter hiperplasia lobular atípica aumenta o risco de câncer de mama.

histologia
A estrutura de células, tecido e órgãos conforme observada ao microscópio.

linfa
Fluido transparente que contém glóbulos brancos.

linfonodos
Uma pequena estrutura, em forma de feijão, que combate as doenças.

linfonodos axilares (LNA)
Uma estrutura pequena de combate a doenças próxima da axila.

lóbulo
Uma glândula na mama que produz leite.

mamografia
Uma imagem de dentro das mamas feita por um exame de raio X.

mamografia de rastreamento
Raios X da mama feitos para identificar câncer de mama em alguém sem sinais ou sintomas de câncer.

mamografia diagnóstica
Imagens de dentro das mamas que são feitas a partir de um grupo de raios X em pessoas com sinais e sintomas.

neoplasia lobular
Uma patologia benigna na qual células anormais são encontradas nos lóbulos da mama e aumenta o risco de desenvolver câncer de mama no futuro. Tipos de neoplasia lobular incluem hiperplasia lobular atípica (HLA) e carcinoma lobular *in situ* (CLIS).

patologista
Um médico que interpreta células e tecidos removidos em uma biópsia ou cirurgia.

radiologista
Um médico que interpreta os resultados de mamografias, RMs e outros exames de imagem.

radioterapia (RT)
Um tratamento que usa raios de alta energia.

risco residual ao longo da vida
Chance de desenvolver câncer de mama em sua vida com base no número de anos de vida que restam e outros fatores.

secreção no mamilo
Fluido que não é leite saindo do mamilo.

tecnólogo
Pessoa treinada para operar uma máquina de imagens (por exemplo, mamografia, ultrassonografia ou RM) para produzir imagens das mamas.

ultrassonografia (US)
Um exame que usa ondas sonoras para fazer imagens do interior do corpo.

Colaboradores da NCCN

Este guia do paciente se baseia nas NCCN Clinical Practice Guidelines in Oncology (NCCN Guidelines®) para Rastreamento e diagnóstico de câncer de mama versão 2.2025. Ele foi adaptado, revisado e publicado com a ajuda das seguintes pessoas:

Dorothy A. Shead, mestre em Ciências
Diretora sênior,
Operações de Informação do Paciente

Tanya Fischer, mestre em Educação e mestre em Ciência da Informação e Biblioteconomia
Redatora médica sênior

Susan Kidney
Especialista sênior em Design Gráfico

As NCCN Clinical Practice Guidelines in Oncology (NCCN Guidelines®) para Rastreamento e diagnóstico de câncer de mama versão 2.2025 foram desenvolvidas pelos seguintes membros do NCCN Panel:

*Dra. Therese B. Bevers, presidente
The University of Texas
MD Anderson Cancer Center

*Dra. Bethany L. Niell, PhD/ Vice-presidente
Moffitt Cancer Center

Dra. Shadi Aminololama-Shakeri
UC Davis Comprehensive Cancer Center

Dra. Jennifer L. Baker
UCLA Jonsson
Comprehensive Cancer Center

Dra. Debbie L. Bennett
Siteman Cancer Center at Barnes-Jewish Hospital and Washington University School of Medicine

Dra. Ermelinda Bonaccio
Roswell Park Comprehensive Cancer Center

Dra. Melissa S. Camp
Johns Hopkins Kimmel Cancer Center

Dra. Emily F. Conant
Abramson Cancer Center
University of Pennsylvania

Dra. Meghan R. Flanagan, mestre em Saúde Pública
Fred Hutchinson Cancer Center

Caitlin B. Mauer Hall, mestre em Artes, mestre em Ciências, consultora genética certificada
UT Southwestern Simmons
Comprehensive Cancer Center

Dr. Jeffrey R. Hawley
The Ohio State University Comprehensive Cancer Center - James Cancer Hospital and Solove Research Institute

Dr. Mark Helvie
University of Michigan Rogel Cancer Center

Dra. Tamarya L. Hoyt
Vanderbilt-Ingram Cancer Center

Dezheng Huo, PhD
The UChicago Medicine
Comprehensive Cancer Center

*Jennifer L. Ivanovich, mestre em Ciências, consultora genética certificada
Indiana University Melvin and Bren Simon
Comprehensive Cancer Center

Dra. Swati Kulkarni
Robert H. Lurie Comprehensive Cancer Center of Northwestern University

Dra. Rachael B. Lancaster
O'Neal Comprehensive
Cancer Center, UAB

Dra. Bhavika K. Patel
Mayo Clinic Comprehensive Cancer Center

Dr. Mark Pearlman
University of Michigan Rogel Cancer Center

Dra. Liane Philpotts
Yale Cancer Center/Smilow Cancer Hospital

Dra. Donna Plecha
Case Comprehensive Cancer Center/ University Hospitals Seidman Cancer Center and Cleveland Clinic Taussig Cancer Institute

Dra. Jennifer K. Plichta, mestre em Ciências
Duke Cancer Institute

Dra. Rebecca Shatsky
UC San Diego Moores Cancer Center

Mary Lou Smith, JD, MBA
Research Advocacy Network

Dra. Clarie L. Streibert
Fox Chase Cancer Center

Dra. Roberta M. Strigel, mestre em Ciências
University of Wisconsin
Carbone Cancer Center

Dra. Candice N. Thompson
Stanford Cancer Institute

*Dra. Natascha S. Thompson
St. Jude Children's Research Hospital/ The University of Tennessee Health Science Center

*Dra. Susan Weinstein
Abramson Cancer Center
University of Pennsylvania

Dra. Nicole S. Winkler
Huntsman Cancer Institute
University of Utah

Dra. Dulcy E. Wolverton
University of Colorado Cancer Center

Dra. Eren Yeh
Dana-Farber/Brigham and Women's Cancer Center

NCCN

Mary Anne Bergman
Coordenadora de Diretrizes

Katie Stehman, assistente médica certificada, mestre em Ciências Médicas
Cientista Oncologista/Escritora Médica

* Revisaram este guia do paciente. Para divulgações, acesse NCCN.org/disclosures.

Centros de oncologia da NCCN

Abramson Cancer Center, University of Pennsylvania
Filadélfia, Pensilvânia
+1 800.789.7366 • pennmedicine.org/cancer

Case Comprehensive Cancer Center/
University Hospitals Seidman Cancer Center and
Cleveland Clinic Taussig Cancer Institute
Cleveland, Ohio
UH Seidman Cancer Center
+1 800.641.2422 • uhhospitals.org/services/cancer-services
CC Taussig Cancer Institute
+1 866.223.8100 • my.clevelandclinic.org/departments/cancer
Case CCC
+1 216.844.8797 • case.edu/cancer

City of Hope National Medical Center
Duarte, Califórnia
+1 800.826.4673 • cityofhope.org

Dana-Farber/Brigham and Women's Cancer Center |
Mass General Cancer Center
Boston, Massachusetts
+1 877.442.3324 • youhaveus.org
+1 617.726.5130 • massgeneral.org/cancer-center

Duke Cancer Institute
Durham, Carolina do Norte
+1 888.275.3853 • dukecancerinstitute.org

Fox Chase Cancer Center
Filadélfia, Pensilvânia
+1 888.369.2427 • foxchase.org

Fred & Pamela Buffett Cancer Center
Omaha, Nebraska
+1 402.559.5600 • unmc.edu/cancercenter

Fred Hutchinson Cancer Center
Seattle, Washington
+1 206.667.5000 • fredhutch.org

Huntsman Cancer Institute, University of Utah
Salt Lake City, Utah
+1 800.824.2073 • healthcare.utah.edu/huntsmancancerinstitute

Indiana University Melvin and Bren Simon
Comprehensive Cancer Center
Indianápolis, Indiana
+1 888.600.4822 • www.cancer.iu.edu

Johns Hopkins Kimmel Cancer Center
Baltimore, Maryland
+1 410.955.8964
www.hopkinskimmelcancercenter.org

Mayo Clinic Comprehensive Cancer Center
Phoenix/Scottsdale, Arizona
Jacksonville, Flórida
Rochester, Minnesota
+1 480.301.8000 • Arizona
+1 904.953.0853 • Flórida
+1 507.538.3270 • Minnesota
mayoclinic.org/cancercenter

Memorial Sloan Kettering Cancer Center
Nova York, Nova York
+1 800.525.2225 • mskcc.org

Moffitt Cancer Center
Tampa, Flórida
+1 888.663.3488 • moffitt.org

O'Neal Comprehensive Cancer Center, UAB
Birmingham, Alabama
+1 800.822.0933 • uab.edu/onealcancercenter

Robert H. Lurie Comprehensive Cancer Center
of Northwestern University
Chicago, Illinois
+1 866.587.4322 • cancer.northwestern.edu

Roswell Park Comprehensive Cancer Center
Buffalo, Nova York
+1 877.275.7724 • roswellpark.org

Siteman Cancer Center, Barnes-Jewish Hospital
and Washington University School of Medicine
St. Louis, Missouri
+1 800.600.3606 • siteman.wustl.edu

St. Jude Children's Research Hospital/
The University of Tennessee Health Science Center
Memphis, Tennessee
+1 866.278.5833 • stjude.org
+1 901.448.5500 • uthsc.edu

Stanford Cancer Institute
Stanford, Califórnia
+1 877.668.7535 • cancer.stanford.edu

The Ohio State University Comprehensive Cancer Center –
James Cancer Hospital and Solove Research Institute
Columbus, Ohio
+1 800.293.5066 • cancer.osu.edu

The UChicago Medicine Comprehensive Cancer Center
Chicago, Illinois
+1 773.702.1000 • uchicagomedicine.org/cancer

The University of Texas MD Anderson Cancer Center
Houston, Texas
+1 844.269.5922 • mdanderson.org

UC Davis Comprehensive Cancer Center
Sacramento, Califórnia
+1 916.734.5959 • +1 800.770.9261
health.ucdavis.edu/cancer

UC San Diego Moores Cancer Center
La Jolla, Califórnia
+1 858.822.6100 • cancer.ucsd.edu

UCLA Jonsson Comprehensive Cancer Center
Los Angeles, Califórnia
+1 310.825.5268 • uclahealth.org/cancer

UCSF Helen Diller Family
Comprehensive Cancer Center
San Francisco, Califórnia
+1 800.689.8273 • cancer.ucsf.edu

University of Colorado Cancer Center
Aurora, Colorado
+1 720.848.0300 • coloradocancercenter.org

University of Michigan Rogel Cancer Center
Ann Arbor, Michigan
+1 800.865.1125 • rogelcancercenter.org

University of Wisconsin Carbone Cancer Center
Madison, Wisconsin
+1 608.265.1700 • uwhealth.org/cancer

UT Southwestern Simmons
Comprehensive Cancer Center
Dallas, Texas
+1 214.648.3111 • utsouthwestern.edu/simmons

Vanderbilt-Ingram Cancer Center
Nashville, Tennessee
+1 877.936.8422 • vicc.org

Yale Cancer Center/Smilow Cancer Hospital
New Haven, Connecticut
+1 855.4.SMILOW • yalecancercenter.org

compartilhe conosco.

Participe da pesquisa e ajude a tornar as NCCN Guidelines for Patients ainda melhores para todos!

NCCN.org/patients/comments

Observações

Índice